AF503255

COMPTES RENDUS

DE LA COMMISSION DES MALADIES RÉGNANTES

—

AVRIL, MAI ET JUIN 1876

—

EXTRAIT

DU

RAPPORT SUR LES MALADIES RÉGNANTES

DU DEUXIÈME TRIMESTRE DE L'ANNÉE 1876

Fait à la Société médicale des hôpitaux de Paris

PAR

Le Dr ERNEST BESNIER

Médecin de l'hôpital Saint-Louis
Secrétaire général de la Société médicale des hôpitaux
Chevalier de la Légion d'honneur

(Tiré à part et distribué par décision de la Société des hôpitaux)

PARIS

TYPOGRAPHIE FÉLIX MALTESTE ET Cⁱᵉ

RUE DES DEUX-PORTES-SAINT-SAUVEUR, 22

—

1876

EXTRAIT

DU

RAPPORT SUR LES MALADIES RÉGNANTES

DU DEUXIÈME TRIMESTRE DE L'ANNÉE 1876

Fait à la Société médicale des hôpitaux de Paris

Société médicale des Hôpitaux de Paris

COMPTES RENDUS

DE LA COMMISSION DES MALADIES RÉGNANTES

—

AVRIL, MAI ET JUIN 1876

—

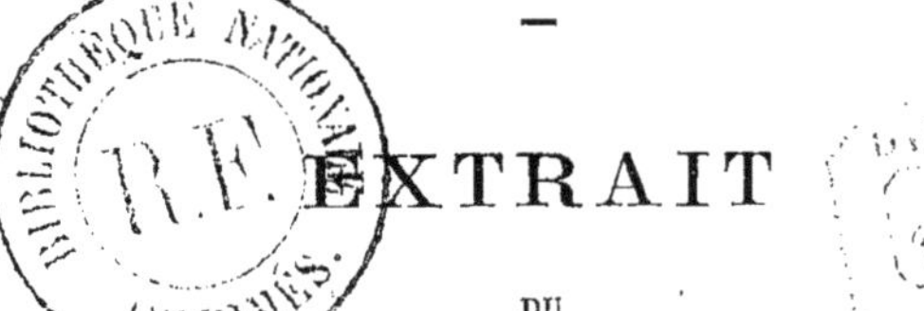

EXTRAIT

DU

RAPPORT SUR LES MALADIES RÉGNANTES

DU DEUXIÈME TRIMESTRE DE L'ANNÉE 1876

Fait à la Société médicale des hôpitaux de Paris

PAR

Le Dʳ ERNEST BESNIER

Médecin de l'hôpital Saint-Louis
Secrétaire général de la Société médicale des hôpitaux
Chevalier de la Légion d'honneur

(Tiré à part et distribué par décision de la Société des hôpitaux)

PARIS

TYPOGRAPHIE FÉLIX MALTESTE ET Cⁱᵉ

RUE DES DEUX-PORTES-SAINT-SAUVEUR, 22

—

1876

EXTRAIT
De l'Union Médicale (3e série), année 1876.

La nécessité d'isoler, dans les hôpitaux généraux et dans les hôpitaux spéciaux, les sujets atteints d'affections contagieuses des malades ordinaires, apparaît plus évidente et plus impérieuse que jamais; c'est à la fois une mesure d'humanité qu'on ne peut ajourner plus longtemps, et un moyen de prophylaxie que rien ne peut égaler.

Bien que la Société médicale des hôpitaux ait depuis longtemps épuisé cette question, elle considère comme un devoir de signaler, sans se lasser, le mal qui existe, et le remède qu'il faut lui apporter. C'est pour satisfaire à ce devoir qu'elle fait tirer à part, et distribuer, l'extrait suivant du Compte rendu des Maladies régnantes du deuxième trimestre de l'année 1876 relatif à la Diphthérie, à la Variole, à la Rougeole et à la Scarlatine.

Paris, juillet 1876.

EXTRAIT

DU

RAPPORT SUR LES MALADIES RÉGNANTES

DU DEUXIÈME TRIMESTRE DE L'ANNÉE 1876

I. Diphthérie

Les affections diphthéritiques du pharynx, du larynx et des bronches ont conservé, dans les hôpitaux de l'enfance, une malignité inexorable; leur mortalité s'accroît malgré les progrès généraux de la thérapeutique et la multiplication des soins qui sont prodigués aux enfants. Aucune nouvelle méthode de traitement vraiment efficace ne surgit ou au moins ne se montre, et les malheureux enfants, infectés par le poison diphthéritique vrai, sont marqués d'avance pour une mort presque certaine.

Aux premiers moments, encore peu éloignés de nous, où la diphthérie prit cette fréquence et cette gravité sans cesse croissantes, on put croire que ce n'était là qu'une phase passagère, une mauvaise période à passer; la notion de la contagiosité de la maladie était, à cette époque, obscurcie par les idées dominantes, ou dénaturée par des expérimentations imparfaites. Aussi ne songeait-on pas à prendre des mesures énergiques de prophylaxie nosocomiale, bien qu'on eût déjà grand soin, dans la pratique civile, d'isoler activement les enfants atteints. Aujourd'hui, Messieurs, en présence de cette horrible mortalité que nous restons à peu près impuissants à combattre; en présence de cette contagion que nous déclarons imminente pour tous les enfants qu'on y expose, certaine pour un grand nombre, mortelle pour tous ceux qu'elle frappe dans ces conditions, a-t-on pu du moins, d'après vos avis répétés jusqu'à satiété, soustraire à cet effroyable danger les malheureux petits êtres qui sont apportés dans les salles pour des maladies diverses? Non. A Paris, en 1876, on place encore dans les salles communes des enfants malades, des sujets atteints de diphthérie, affection contagieuse au plus haut degré d'enfant à enfant, et dont la mortalité est de 80 p. 100!

Cela est deplorable à constater, triste à écrire; mais c'est pour nous tous un devoir, auquel nous nous sommes depuis longtemps attachés, de montrer au grand jour ces faits lamentables jusqu'à ce que nous ayons fait obtenir gain de cause aux malheureux que les nécessités de la vie amènent à l'hôpital; c'est, en outre, pour nous, un droit de dégager de ces faits notre responsabilité d'une manière directe, complète, absolue.

On nous dit que nos honorables et savants confrères, si heureusement nombreux dans le Parlement, se sont réunis en un groupe particulier pour étudier les questions de médecine populaire, et faire concourir le mouvement politique de notre époque au bien-être de l'humanité souffrante; cela étant, jamais occasion plus magnifique ne leur sera offerte de concourir aux progrès de la médecine, dont le rôle premier consiste dans la prophylaxie des maladies, en réalisant enfin la mesure générale de l'isolement des affections contagieuses; jamais occasion plus opportune ne leur sera présentée de témoigner de leur dévouement aux classes déshéritées, en effaçant pour toujours ce danger et cette souillure de nos hôpitaux.

De toutes façons, d'ailleurs, le moment est venu d'avoir recours à quelques mesures extraordinaires, car les voies ordinaires et régulières ont été, dans toutes les directions, parcourues par nous avec persévérance et patience.

Écoutez, Messieurs, les paroles de l'un de nos plus éminents collègues qui ne cesse, de son côté, de poursuivre comme nous tous, comme tous les médecins de l'enfance surtout, cette pratique condamnée de la promiscuité des affections communes et des affections contagieuses dans les hôpitaux.

Voici ce que nous écrit M. Bergeron, en préambule à la note qu'il veut bien, malgré des occupations multipliées, nous remettre régulièrement chaque trimestre sur les maladies régnantes, avec un zèle malheureusement inconnu à nos jeunes générations :

« Cette note trimestrielle ne sera pour ainsi dire qu'une lamentation sur la *diphthérie*, dont la gravité semble s'être encore accrue depuis ma dernière communication, et qui, indépendamment des malades venus du dehors, en a enlevé quatre qui étaient entrés dans le service pour des affections très-diverses. Ce dernier et lamentable fait vous montre que les salles d'isolement destinées aux diphthéries, dont je vous annonçais, *il y a tantôt deux ans*, la construction prochaine, n'existent encore qu'à l'état de projet. Le choix de l'emplacement, les plans, les devis, les fonds eux-mêmes sont prêts, dit-on, et cependant rien ne se fait. Pourquoi? Je l'ignore, et il semble qu'aucun de ceux qui seraient en position de le savoir n'est plus avancé que moi ; cependant l'automne approche, et avec lui une recrudescence probable de la terrible endémo-épidémie parisienne. »

Cette question, Messieurs, à laquelle M. Bergeron ne peut obtenir de réponse, nous l'adressons aujourd'hui publiquement à qui de droit; les termes en sont nets et précis ; espérons qu'il ne sera plus nécessaire de la renouveler.

Hôpital Sainte-Eugénie. — M. Bergeron : « Pendant le second trimestre, j'ai reçu

26 enfants atteints de diphthérie, se répartissant très-également entre les trois mois : 9 en avril, 8 en mai, 9 en juin, mais assez inégalement entre les deux sexes : 11 garçons, 15 filles. Sur ces 26 enfants, 2 sont sortis guéris, 2 sont en voie de guérison imminente, 22 sont morts ; ce qui donne pour l'ensemble des diphthéries une proportion de guérisons de 15 p. 100.

Les deux faits de guérison définitive étaient des cas de diphthérie pharyngienne ; sur les 20 cas de croup, ayant tous nécessité la trachéotomie, 2 seulement auront eu une terminaison heureuse, ce sont ceux auxquels j'ai fait allusion plus haut, qui sont entrés dans les derniers jours de juin, dont la plaie est aujourd'hui comblée, et qui ne sont retenus à l'hôpital que par la persistance de légers accidents de paralysie. En résumé, cela fait une proportion de 10 guérisons sur 100, au lieu de 12,90 p. 100 constatées pendant le premier trimestre.

Il est incontestable que plusieurs des enfants trachéotomisés ont été pris de *pneumonie,* mais je ne crains pas de dire que l'immense majorité a succombé à l'*empoisonnement diphthéritique.*

Des quatre enfants pris dans les salles, un était entré pour une rougeole, un autre pour une coqueluche, un troisième pour une pneumonie, le quatrième pour une tumeur scrofuleuse de la langue. Deux de ces malades n'ont eu que de la diphthérie pharyngienne ; chez les deux autres, les fausses membranes se sont également développées dans les voies respiratoires et ont nécessité l'opération, qui, chez l'une des malades, a été suivie de l'*expulsion de tubes pseudo-membraneux représentant, sans solution de continuité, les voies aériennes, depuis le milieu de la trachée jusqu'au chevelu bronchique à gauche, et jusqu'aux secondes divisions des bronches à droite.* L'enfant a néanmoins succombé, au bout de quelques heures, à l'empoisonnement spécifique, et certainement avant que la fausse membrane eût pu se reproduire dans toute son étendue. »

M. Cadet de Gassicourt : « Du 1er avril au 1er juillet 1876, 90 malades ont été admis dans le service ; 27 décès ont été enregistrés.

Les affections qui ont été les plus fréquentes et qui ont fourni la plus grande part à la mortalité, sont les diverses manifestations de la diphthérie et la rougeole. Il y a eu en effet, pendant ce trimestre, une véritable recrudescence de ces deux maladies, au double point de vue de la fréquence et de la gravité. Quelques chiffres établiront ce fait :

23 malades ont été atteints de *diphthérie* (4 D'ENTRE EUX ONT CONTRACTÉ LA MALADIE DANS LE SERVICE). Chez la plupart, la diphthérie a envahi successivement le pharynx, la cavité buccale, les fosses nasales, le larynx, et enfin les bronches. La trachéotomie a été faite chez 16 de ces malades.

Sur ces 16 opérés, 14 ont succombé dans un laps de temps qui n'a jamais dépassé le cinquième jour après l'opération ; 2 seulement ont survécu. Chez l'un, la guérison a été très-rapide, et la canule a pu être enlevée définitivement le huitième jour après la trachéotomie. Chez le second, l'opération n'a point été suivie d'un succès aussi prompt, car l'enfant, trachéotomisé le 15 avril, est encore aujourd'hui dans nos salles, et porte sa canule. Chez lui, la diphthérie a suivi une marche véritablement chronique. Les fausses membranes se sont longtemps reproduites, et le soixante-quinzieme jour après l'opération, des débris pseudo-membraneux, dont l'examen histologique a démontré l'identité de structure avec les vraies fausses membranes diphthériques, étaient encore rejetés par la canule pendant les efforts de toux.

C'est là un de ces cas de laryngite pseudo-membraneuse chronique dont l'histoire n'est point complétement élucidée.

Sur les 7 autres enfants atteints de diphthérie, chez lesquels la trachéotomie n'a point été pratiquée, vu l'absence d'indications réelles, 2 ont succombé à un véritable empoisonnement, les 5 autres ont guéri.

Ces chiffres ne suffisent-ils pas à prouver la malignité avec laquelle la diphthérie a sévi pendant ce trimestre? »

Hôpital des Enfants-Malades. — M. Labric : « 1° *Angines couenneuses*, 10 ; 6 venus du dehors ; 4 intérieurs ; *ces derniers ont tous succombé*; 2 des enfants guéris méritent d'attirer l'attention :

Le premier, garçon de 13 ans 1/2, entré avec une angine couenneuse des plus intenses, est pris rapidement de *laryngite*, de *trachéite* et de *bronchite pseudo-membraneuse* d'une telle intensité, qu'il rendait des fausses membranes à plein crachoir. Je lui fais prendre 80 grammes de copahu en quatre jours, et l'enfant s'améliore rapidement. Une éruption copahine se montre trois jours après la cessation du médicament; il est encore dans les salles, ayant été pris, après son angine et sa bronchite, de pleurésie gauche, de paralysie diphthéritique généralisée et de bronchorrhée.

Le second est âgé de 8 ans ; il entre avec une angine couenneuse des plus intenses (trois frères ou sœurs viennent de succomber à la diphthérie); je lui donne du copahu (20 grammes en quatre jours); il s'améliore rapidement; il est pris d'une éruption copahine des plus confluentes et très-intense trois jours après la cessation du médicament; il vient de sortir guéri, ayant eu une paralysie du voile du palais à la suite de l'angine, et un abcès ganglionnaire du cou.

Croup : 16 croups dans ce trimestre, dont 5 sans angine pharyngée; sur ces 16 enfants, tous opérés, 15 sont morts, 1 seul a guéri; il était âgé de 2 ans.

Sur ces 15 morts, 2 seulement étaient âgés de 5 ans, les autres plus jeunes; 2 n'avaient point encore 2 ans; 3 ont succombé peu d'heures après l'opération; 4 dans les trente-six heures qui ont suivi. »

M. Archambault : Les *croups* ont été moins nombreux, mais non moins graves pendant le trimestre qui vient de finir. J'ai eu dans mon service 11 cas de cette affection, qui tous ont été opérés, et n'ont fourni que 2 succès. De ces croups, 9 sont venus du dehors, 2 se sont développés dans les salles, 1 chez une petite fille de très-bonne constitution, admise pour être débarrassée d'un tænia. Le second cas est un croup secondaire à la rougeole, qui s'était développée chez un enfant admis pour une diarrhée chronique.

Nous n'avons eu que deux cas d'angine couenneuse, l'un venu du dehors, l'autre développé dans les salles.

Tous les malades atteints de diphthérie ont eu de l'*albuminurie* dans les urines en proportion plus ou moins considérable, mais toujours très-notable, de sorte que plus j'observe, plus se confirme pour moi cette vérité, que l'albuminurie pendant la diphthérie est la règle. »

Le tableau suivant présente le mouvement comparé du croup dans les hôpitaux civils de Paris pendant le deuxième trimestre de 1876, et pendant six années précédentes réunies :

MOIS	1876			SIX ANNÉES précédentes réunies.		
	Mouvement	Décès	P. p. 100	Mouvement	Décès	P. p. 100
Avril	58	35	60.34	226	162	71.23
Mai...............	51	42	82.35	234	171	73.07
Juin.............	40	29	72.50	179	117	65.36
Totaux.......	149	106	71.14	639	450	70.42

II. Variole

La variole continue à évoluer lentement, dans le développement progressif annuel dont nous avons déjà plusieurs fois précisé la loi; c'est-à-dire qu'elle procède par séries d'années, au cours desquelles elle offre une rémission automnale ou estivale et une exacerbation hivernale ou printanière ; l'exacerbation annuelle *dépassant*, chaque fois, celle de l'année précédente. La rémission extraordinaire et complète de l'année 1873 m'ayant permis de saisir et de signaler la *reprise* du mouvement ascensionnel à sa première origine, je n'ai pas cessé, depuis cette époque, de suivre pas à pas ce mouvement, et de montrer que l'étude des épidémies dans le passé permettait de prédire en quelque sorte leur marche dans le présent; puissent ces recherches monotones et laborieuses, dans lesquelles s'accumulent les preuves et les documents authentiques, ramener l'attention sur des études négligées, dont l'importance pratique est considérable au point de vue de la notion générale des épidémies et de leur interprétation exacte.

Pendant le deuxième trimestre de l'année 1874, le chiffre total des décès varioliques à Paris n'avait été que de 15 ; il s'élève à 102 pour le même trimestre de 1875, et à 120 pour le deuxième trimestre de 1876. Si les mesures publiques de prophylaxie ne sont pas étendues, si les revaccinations restent inexécutées, il est vraisemblable que l'exacerbation de 1877 dépassera celle de 1876, pour des raisons analogues à celles qui nous avaient fait supposer qu'il en serait ainsi pour cette année, raisons que nous avons exposées dans nos précédents rapports.

Tableau comparatif indiquant la marche de la mortalité variolique, à Paris, pendant le quatrième trimestre de 1875, le premier et le deuxième trimestre de 1876, par mois et par arrondissement.

ARRONDISSEMENTS	1 Louvre.	2 Bourse.	3 Temple.	4 Hôtel-de-Ville.	5 Panthéon.	6 Luxembourg.	7 Palais-Bourbon.	8 Elysée.	9 Opéra.	10 Saint-Laurent.	11 Saint-Antoine.	12 Reuilly.	13 Gobelins.	14 Observatoire.	15 Vaugirard.	16 Passy.	17 Batignolles.	18 Montmartre.	19 Chaumont.	20 Ménilmontant.	TOTAUX MENSUELS.
IVᵉ trimestre 1875.																					
Octobre	»	1	»	»	»	»	»	»	»	1	»	»	»	2	»	»	»	1	2	1	8
Novembre	»	»	»	1	1	»	»	»	»	»	2	»	»	»	»	»	1	1	»	1	7
Décembre	2	»	1	1	»	1	2	1	»	1	»	»	1	2	3	»	1	4	»	»	20
Tot. du 4ᵉ trim. 1875	2	1	1	2	1	1	2	1	»	2	2	»	1	4	3	»	2	6	2	1	35
Iᵉʳ trimestre 1876.																					
Janvier	»	»	1	2	7	2	»	»	»	3	3	2	1	3	»	»	1	4	»	»	29
Février	»	1	5	1	7	4	4	»	3	5	1	1	»	1	2	»	3	1	»	»	39
Mars	»	3	»	1	8	1	2	»	1	3	2	»	2	2	3	2	1	1	2	»	34
Tot. du 1ᵉʳ trim. 1876	»	4	6	4	22	7	6	»	4	11	6	3	3	6	5	2	5	6	2	»	102
IIᵉ trimestre 1876.																					
Avril	»	»	»	2	4	»	»	»	»	3	3	1	2	2	3	»	»	11	»	»	31
Mai	1	1	»	1	3	1	7	»	»	3	»	1	»	1	»	»	3	8	1	2	33
Juin	»	2	5	»	7	3	14	»	1	1	5	1	»	3	3	»	3	3	3	2	56
Tot. du 2ᵉ trim. 1876	1	3	5	3	14	4	21	»	1	7	8	3	2	6	6	»	6	22	4	4	120

La lecture du tableau précédent, dressé sur le type exact de ceux dans lesquels nous avons inscrit depuis son début l'évolution de la variole actuelle à Paris, permet de saisir aisément (dernière colonne verticale) *l'ascension* lente, graduelle, et les *périodes paroxystiques;* la formation des *foyers épidémiques* principaux dans les Vᵉ, VIIᵉ et XVIIIᵉ arrondissements, c'est-à-dire le Panthéon, le palais Bourbon et Montmartre (colonnes horizontales des totaux trimestriels). Chacun de ces foyers, aussitôt constaté, devrait être le sujet d'une enquête municipale et l'objet de mesures de prophylaxie spéciales; nous ignorons si quelque chose est fait dans cette direction; tant de fois nous en avons signalé l'urgence, que nous nous lassons de répéter les mêmes choses avec la même inutilité.

La question si grave, si urgente, des progrès à réaliser dans l'isolement des varioleux, et la question de l'isolement des maladies contagieuses en général, sont restées, Messieurs, au point où elles étaient il y a trois mois. Pour me conformer aux intentions de la Société, j'ai fait tirer à part, à un grand nombre d'exemplaires, la partie de mon dernier rapport ayant trait à ce sujet d'intérêt public, et je l'ai distribuée, aux frais de la Société, avec une profusion vraiment philanthropique; mais, jusqu'ici, il n'est apparu aucun indice révélateur faisant supposer que ma peine et nos frais aient porté fruit.

Cependant, Messieurs, les résultats de l'isolement des varioleux, quelque inégal, incomplet, imparfait qu'il soit actuellement, sont toujours des plus remarquables; combien ne le seraient-ils pas plus encore si l'on voulait substituer la règle au laissez-faire, et le définitif au provisoire. La variole règne en permanence; le principe de l'isolement étant admis, il faut des lieux d'isolement permanents, organisés, détachés, et non des appropriations provisoires, à direction multiple et variable, agrégées aux hôpitaux généraux (1). Veut-on la preuve qu'il faut agir ainsi, et voir dans toute son évidence ce que produisent les demi-mesures? C'est M. le professeur

(1) Consultez : *Ueber die Nothwendigkeit eines Neuen Pocken-Hospitals in Frankfurt a. M.* Denkschrift der vom ärztlichen Verein gewählten Commission für den Neubau eines Pocken-Hospitals. Frankfurt a. M. Mahlau et Waldschmidt. 1876. (*Sur la nécessité d'un nouvel hôpital de varioleux à Francfort-sur-le-Mein.* Compte rendu de la commission nommée par la Société des médecins.)

L'auteur commence par établir que la variole n'est pas une maladie bénigne, comme le disent certains ouvrages de médecine. Malgré la vaccination et la revaccination, les épidémies actuelles sont presque aussi meurtrières que par le passé. Suivent les statistiques empruntées à tous les pays qui mettent ce fait en évidence. Voici les chiffres les plus significatifs :

A Berlin, en 1871, et pendant le premier semestre de 1872, il y eut 20,476 varioleux, dont 6,478 morts. Dans toute la Prusse, sur une population de 25 millions d'habitants, 420,000 eurent la variole, et 60,000 moururent. La variole entra dans la proportion de 8 p. 100 sur la mortalité générale.

En Bavière, il y eut 30,642 varioleux, 4,784 morts.

En Russie et hors de l'Europe, l'épidémie fut encore plus meurtrière. La mortalité, sur quelques points, dépassa 18 et 20 p. 100. A Saint-Pétersbourg, elle fut de 35 p. 100.

A la page 53 sont résumées ainsi les conclusions :

1° Il y a danger permanent de voir se développer à l'avenir des épidémies de varioleux dans les villes, si l'on n'éteint pas les foyers locaux de contagion.

2° Pour amoindrir le danger de la maladie, il y a bien la vaccination et la revaccination, mais le seul moyen efficace d'enrayer les progrès du mal est de séquestrer les malades et de les séparer absolument des gens bien portants.

3° L'isolement dans les grandes villes ne sera possible que quand il y aura en permanence un établissement pour les varioleux et les convalescents de variole. Même en ayant provisoirement un grand établissement d'isolement, en temps d'épidémie, ce n'est pas une précaution suffisante. Il faut que, toujours, les varioleux puissent être transportés dans un établissement affecté exclusivement à cette destination.

Les conditions défectueuses de l'hôpital actuel de Francfort sont exposées dans la préface. Page 2 : Le bâtiment des varioleux n'a qu'un seul étage; il a 40 pieds de large et 48 de profondeur, et ne contient qu'une vingtaine de malades. Chaque lit reçoit au plus 600 pieds cubes d'air, alors qu'il en faut 1,200 au moins pour une bonne ventilation. Il communique avec la salle affectée aux maladies aiguës, etc. Les conditions de propreté, les lieux d'aisance, etc., sont tout à fait insuffisants.

Pour toutes ces raisons, le conseil des médecins propose :

La construction d'un nouvel hôpital de varioleux.

Vallin qui, dans l'intérêt de cette question de haute humanité, veut bien nous en fournir la démonstration péremptoire.

Hôpital du Val-de-Grace. — M. le professeur Vallin : « La garnison de Paris, nous écrit M. Vallin, vient de subir une épidémie de variole qui a débuté au commencement de l'hiver, et qui peut être considérée comme terminée au 1er juillet ; cette épidémie a en quelque sorte fait suite à celle qui a sévi sur la population civile de Paris à la fin de 1875.

Dans le dernier trimestre, du 1er avril au 1er juillet 1876, j'ai reçu dans mon service, affecté spécialement à cette maladie, 40 varioleux, sur lesquels 29 sont venus du dehors avec la variole ; mais, sur ce nombre, 4 étaient sortis depuis moins de quinze jours du même hôpital, où ils avaient été traités pour une autre maladie ; 11 ont été évacués dans mon service avec une variole commençante, alors qu'ils étaient en traitement depuis au moins dix jours dans une autre salle pour une affection différente.

Il y a donc eu, pendant le deuxième trimestre, 40 varioleux, dont 25 cas extérieurs (soit 62,5 p. 100) et 15 cas intérieurs (soit 37,5 p. 100).

Dans le trimestre précédent, du 1er janvier au 1er avril, il y avait eu 101 cas de variole traités dans le service, dont 64 cas extérieurs et 37 cas intérieurs, soit presque identiquement les mêmes proportions. De sorte que, du 1er janvier au 1er juillet, il y a eu 52 cas de variole développés sur des malades en traitement à l'hôpital pour une autre affection.

Voici cependant quelles précautions avaient été prises pour éviter la transmission :

Les salles réservées aux varioleux ne sont au voisinage immédiat d'aucune autre salle de malades ; les varioleux ne peuvent franchir la porte du service pendant toute la durée de la maladie ou de la convalescence, *si ce n'est pour aller aux bains,* et personne ne peut venir les visiter dans la salle ; je ne les laisse sortir de l'hôpital ou entrer dans un autre service que lorsqu'ils ont pris au moins deux, le plus souvent quatre bains savonneux pendant lesquels ils se savonnent les cheveux, coupés très-courts dès le début de la convalescence. Le jour du départ, on les conduit, au sortir du bain, dans une chambre spéciale, où ils reprennent les vêtements déposés au vestiaire à leur entrée, et ils n'entrent plus dans la salle des malades. Les objets de literie, le linge de corps, les vêtements, sont fumigés à l'acide sulfureux au départ ou à la mort de chaque varioleux. Les balayures, composées pour une part incroyable des croûtes et des pellicules épidermiques des malades en desquamation, sont, chaque matin, brûlées dans le poêle de la salle. Malheureusement, les nécessités de service obligent les infirmiers à aller chercher dans les parties communes de l'hôpital les aliments, le linge des malades, etc.; à prendre leurs repas avec leurs camarades, et souvent à coucher dans les dortoirs communs ; les gardes de nuit auprès des varioleux gravement atteints ne peuvent pas toujours se faire par les infirmiers du service, et l'on est parfois obligé de recourir à des infirmiers qui, le lendemain, soignent d'autres malades. Les religieuses affectées au service sont forcées de se mêler à la vie commune de l'hôpital, soit pour les soins à donner aux varioleux eux-mêmes, soit pour l'accomplissement de leurs obligations personnelles. Enfin, il faut reconnaître que, en dehors des médecins, peu de personnes sont convaincues de la nécessité et de l'efficacité de l'isolement ; il existe dans presque toutes les classes, même dans le personnel de l'hôpital, une sorte de fatalisme oriental en matière de transmission de maladies, et la surveillance la plus attentive ne réussit pas à empêcher la violation incessante des mesures prophylactiques.

Si, dans un hôpital militaire, avec les ressources d'un personnel discipliné, des mesures prises avec un soin vigilant ont conduit à ce résultat que 37 cas sur 100 sont nés par contagion dans l'enceinte de l'établissement, on arrive forcément à cette conclusion : qu'il est nécessaire de consacrer aux fièvres éruptives un hôpital spécial, avec un matériel et un personnel réservés uniquement à ce genre d'affections. Il y a là sans doute des difficultés d'exécution considérables ; c'est en les envisageant longtemps à l'avance qu'on parviendra à les résoudre. »

L'isolement réalisé par l'Assistance publique pour les hôpitaux civils, bien qu'il soit encore incomplet, qu'il ait surtout le défaut d'être exercé à titre provisoire, et de n'être pas complétement détaché des services généraux, est infiniment plus parfait que celui dont il vient d'être question. Il a surtout pour *résultat considérable* de retrancher complétement la variole des salles communes des hôpitaux, et de soustraire à la contagion, non-seulement les malades eux-mêmes, mais encore et surtout les flots populaires qui coulent aux jours de fête, deux fois chaque semaine, entre les rangées de lits. On n'a donc pas seulement EXTIRPÉ, le mot est exact, la variole des hôpitaux généraux, mais on a encore apporté une barrière considérable à son extension dans la population qui fréquente nos hôpitaux ; c'est là une des raisons certaines qui *maintiennent* le développement ascensionnel de la variole dans dès limites restreintes, avec cette particularité, que j'espère être prochainement en mesure d'établir, que le maximum de ce développement ne se fait déjà plus dans la population qui gravite autour de nos hôpitaux, mais dans celle qui n'est soumise à aucune mesure préventive.

On pourra voir en effet, dans les deux tableaux suivants, que tandis que le deuxième trimestre de 1876, considéré pour la ville entière, compte plus de décès varioliques que le trimestre correspondant de 1875, il offre au contraire, dans les hôpitaux, un abaissement assez notable.

Mouvement des varioleux dans les hôpitaux civils de Paris pendant le deuxième trimestre des années 1872, 1873, 1874, 1875, 1876.

MOIS	1872		1873		1874		1875		1876	
	Cas	Décès	Cas	Décès	Cas	Décès	Cas	Décès	Cas	Décès
Avril	35	11	2	0	6	1	36	10	37	3
Mai......	22	4	4	0	1	1	69	20	49	10
Juin	22	2	5	0	1	0	76	6	84	15
Totaux...	79	17	11	0	8	2	181	36	170	28

Nombre total des décès varioliques dans les hôpitaux de Paris pendant le deuxième trimestre des années 1873, 1874, 1875, 1875 :

Deuxième trimestre 1873, 0 décès ; — 1874, 2 décès ; — 1875, 36 décès ; — 1876, 28 décès.

J'attire l'attention d'une manière formelle sur le tableau suivant, dans lequel j'ai réuni le mouvement des services d'isolement des hôpitaux de Paris pendant les deux premiers trimestres de 1876 :

VARIOLE. — 1er et 2e trimestres 1876	Pitié				Saint-Antoine				Hôpital temporaire				TOTAL des admissions	TOTAL des sorties	TOTAL des décès
	Cas intérieurs (1)	Cas extérieurs	Sorties	Décès	Cas intérieurs (1)	Cas extérieurs	Sorties	Décès	Cas intérieurs (1)	Cas extérieurs	Sorties	Décès			
Premier trimestre.															
Janvier	»	»	»	»	»	5	3	2	»	24	14	5	29	17	7
Février	»	8	»	»	»	7	7	»	»	37	33	3	52	40	3
Mars	1	13	16	2	»	8	2	»	»	10	21	2	32	39	4
Totaux des trois mois	1	21	16	2	»	20	12	2	»	71	68	10	113	96	14
Deuxième trimestre.															
Avril	»	11	9	1	»	5	6	»	»	29	10	3	45	25	4
Mai	»	11	5	3	1	7	5	1	»	33	29	4	52	39	8
Juin	»	11	11	4	2	10	8	3	2	48	38	7	73	57	14
Totaux des trois mois	»	33	25	8	3	22	19	4	2	110	77	14	170	124	26
Totaux du semestre	1	54	41	10	3	42	31	6	2	181	145	24	283	217	40

(1) Les cas dits *intérieurs*, dans ce tableau, ne se sont pas développés chez des malades occupant les salles depuis plus de dix jours : 2 ont atteint des infirmiers, 1 une infirmière.

Sur un total de 283 varioleux, il n'y a que 6 cas *dits* intérieurs, et en recherchant ce qu'étaient au juste ces 6 cas intérieurs, j'ai pu obtenir l'assurance qu'aucun ne s'était développé chez des sujets habitant l'hôpital depuis plus de dix jours, et que les 3 cas vraiment intérieurs s'étaient développés chez deux infirmiers et une infirmière. Je renouvelle donc mon affirmation en disant que la variole sera véritablement et complétement extirpée des hôpitaux le jour où on voudra pratiquer l'isolement réel.

Quant aux hôpitaux dans lesquels on ne fait pas d'isolement du tout, on verra plus loin, dans le compte rendu de notre collègue M. Leudet, quels sont les résultats déplorables auxquels on aboutit ; on y verra également que, si le danger des errements anciens commence à être compris, ce n'est qu'avec lenteur, non sans quelques oppositions aussi persévérantes qu'incompréhensibles, mais assurément déplorables.

Statistique du deuxième trimestre 1876. — *Hôpital temporaire.* — Service du docteur Gérin-Roze. — Isolement.

44 malades âgés de 18 à 61 ans, tous venus du dehors, ainsi répartis : Varioles discrètes et varioloïdes, 26 ; — varioles confluentes, 14 ; — varioles hémorrhagiques, 4 ; — 37 guérisons ; — 7 morts, comprenant les 4 varioles hémorrhagiques et 3 des confluentes. — Sur ces 44 malades, 2 seulement avaient été revaccinés, avec succès, et n'ont eu que des varioloïdes extrêmement bénignes.

Dans cette série, nous n'avons observé que deux malades n'ayant jamais été vaccinés. L'un a été enlevé par une variole hémorrhagique, l'autre a guéri d'une variole confluente.

6 cas de *rougeole* observés chez des adultes, et guéris.

III. Rougeole et Scarlatine

La rougeole a été fréquente et grave, dans les hôpitaux surtout, où les cas intérieurs, souvent les plus graves, se reproduisent avec une fécondité meurtrière. Sur 44 cas de rougeole traités dans le seul service de M. Labric, 13 *avaient été contractés dans la salle même, et ont fourni, à eux seuls,* 6 *décès* (*près de* 50 *pour* 100!). N'y a-t-il pas encore là quelque chose de déplorable, et que faut-il de plus pour déclarer l'URGENCE de la réforme complète du système nosocomial en matière de maladies contagieuses?

HÔPITAL DES ENFANTS-MALADES. — M. Archambault : « Sur 9 cas de rougeole, 6 *fois la maladie s'est développée dans les salles, sur de jeunes enfants entrés pour des affections sans beaucoup de gravité, et,* 3 *fois, cette complication due à la contagion, au milieu dans lequel les malades avaient été introduits,* A ÉTÉ LA CAUSE DE LA MORT. C'est ce dont je ne puis guère douter, d'après les observations que j'ai recueillies. Ainsi, 2 *fois sur 3, la rougeole a été prise dans la salle,* et la moitié des cas intérieurs ont été graves jusqu'à causer la mort. J'insiste sur le jeune âge des malades, attendu que la maladie est loin d'avoir la même importance dès que les sujets ont dépassé 3 ans. Cette *influence de l'âge* sur la gravité de la rougeole se retrouve également pour les autres affections contagieuses, et est de nature à démontrer que ce sont surtout les bébés qu'il faudrait soustraire à l'action de la contagion. Bien loin qu'il en soit ainsi, l'absence d'un service pour les enfants sevrés qui n'ont pas 2 ans nous fait, dans beaucoup de cas, une obligation d'éluder le règlement et de recevoir des enfants qui n'ont pas l'âge voulu. Eh bien, je le dis avec une conviction motivée, réfléchie et absolue, l'admission de ces petits êtres dans nos salles, loin d'être un bienfait pour eux, les expose à un véritable péril, rien que par le fait du contact avec des enfants atteints de maladies transmissibles. C'est là un fait qui devra, malgré les difficultés inhérentes au sujet, amener l'Assistance publique à modifier la répartition des malades dans les hôpitaux d'enfants. »

M. Labric a observé 44 cas de *rougeole,* 19 venus du dehors, 13 déclarés dans la salle, 12 venus de chirurgie. Sur les 19 cas venus du dehors, 3 ont succombé âgés de 2 à 3 ans (complications tho raciques). Sur les 13 cas déclarés dans ma salle, 6 sont morts, tous âgés de 2 à 4 ans (complications thoraciques et 1 avec gangrène de la bouche en plus).

Ces enfants pris dans la salle et morts étaient entrés : 3 pour la coqueluche, 1 comme tuberculeux et 2 pour angines couenneuses; seuls, ces derniers étaient âgés de 4 ans.

Sur les 12 cas venus de chirurgie, 2 ont succombé (complications thoraciques), et ils étaient âgés de 1 à 3 ans.

Ainsi donc, sur 44 cas de rougeole observés, 11 ont succombé, 9 âgés de 2 à 3 ans ; 2 seulement âgés de 4 ans.

Hôpital Sainte-Eugénie. — M. Bergeron : « La *rougeole,* qui est depuis plusieurs mois la fièvre éruptive prédominante, m'a donné 22 malades, dont 12 en mai ; elle a été beaucoup plus fréquente chez les filles que chez les garçons. La mortalité a été plus élevée que d'ordinaire ; deux enfants sont morts de broncho-pneumonie; une a succombé à une gangrène de la vulve ; un troisième enfant, — celui qu'on a dû trachéotomiser en état d'asphyxie, — a succombé au cours d'une rougeole anomale; un cinquième, entré pour une rougeole bénigne, a été pris de diphthérie et a succombé. »

M. Cadet de Gassicourt : « La *rougeole* s'est montrée aussi plus fréquente et plus grave que pendant les trois mois précédents.

Sur 12 rougeoles (dont 2 contractées à l'hôpital), il y a eu 3 décès. Cette proportion (un quart), évidemment exagérée de la mortalité dans cette maladie, s'explique par la gravité des complications thoraciques que nous avons observées et aussi par l'épuisement physique qui existait chez plusieurs de nos malades, dont les uns venaient de triompher de la diphthérie, dont les autres étaient surpris par la rougeole, étant encore en pleine puissance de coqueluche.

Signalons en passant le fait d'une complication rare aujourd'hui , et qui n'a eu, du reste, aucune gravité : c'est un cas de gangrène superficielle de la lèvre supérieure observée chez un de nos petits malades. »

Ainsi que je le signale depuis de nombreuses années déjà, la scarlatine, qui de l'autre côté du détroit, sévit si cruellement, ne trouve pas dans notre atmosphère, ou dans les conditions de notre population, matière à ample développement. J'ai tant de fois déjà traité ce sujet avec les développements nécessaires, que je ne puis que renvoyer le lecteur qui voudrait se renseigner sur ce point à la série complète de mes Rapports sur les maladies régnantes des dix années précédentes.

Hôpital Sainte-Eugénie. — M. Bergeron : *Scarlatine* rare et bénigne.

Hôpital des Enfants-Malades. — M. Archambault : « Nous avons eu deux exemples de *scarlatine* simple, l'un aux filles et l'autre aux garçons, développés tous les deux dans les salles où nous n'avions pas vu depuis bien longtemps de malades de cette espèce. Je dois aussi noter que ces deux faits sont restés isolés, et que, malgré le contact constant des enfants, pendant six semaines, avec leurs voisins, aucun n'a été suivi de contagion. En ville, la scarlatine est moins rare que par le passé ; je l'ai vue, dans deux familles, prendre tous les enfants, bien que l'un d'eux ait été enlevé de la maison dès les premiers jours et conduit à la campagne. »

M. Labric : « 6 cas de scarlatine, 2 pris dans la salle, 4 venus du dehors ; 1, âgé de 2 ans 1/2, a succombé à une angine couenneuse. Des 4 enfants venus de chirurgie, le plus jeune était âgé de 5 ans ; ils ont tous guéri. »

APPENDICE

—

ROUEN. — M. LEUDET.

La *variole* suit la même marche que dans le premier trimestre. Le nombre des cas venant du dehors est toujours minime ; celui des individus qui ont contracté la maladie dans l'hôpital toujours élevé.

	Varioles développ. en ville.	Varioles contractées à l'Hôtel-Dieu.	Morts.
Avril	0	3	2
Mai	2	4	2
Juin.	1	6	2
	3	13	6
Total. . .	16		

Ce résumé prouve que l'Hôtel-Dieu continue à être le foyer principal de la variole. Un élève en pharmacie, attaché à une des divisions de l'Hôtel-Dieu, y a contracté la variole et a succombé ; ce qui porte à 5 le nombre des élèves de l'Hôtel-Dieu atteints de variole.

Pendant le deuxième trimestre, les cas de variole sont devenus plus fréquents en ville ; moi-même, je n'en ai observé que peu dans ma clientèle, mais je sais que d'autres confrères en ont soigné un certain nombre. Les renseignements qui m'ont été fournis me permettent de dire que l'épidémie ne frappe pas beaucoup d'individus. Presque tous les malades qui ont succombé étaient des enfants : 4 avaient de 3 ans 1/2 à 4 ans ; 2 femmes succombèrent aux suites d'une variole hémorrhagique ; l'une d'elles était arrivée au huitième mois de la gestation. Chez ces 2 femmes, les cicatrices d'une vaccine antérieure étaient fort douleuses. Tous les enfants qui ont succombé n'avaient pas été vaccinés.

La variole conserve donc, dans cette petite épidémie, le caractère contagieux ; ses caractères graves, surtout à cause de la forme hémorrhagique observée sur un nombre de cas relativement élevés. On peut dire, par conséquent, que, cette année, la variole est très-féconde ; mes notes, que je compte étudier plus exactement, semblent au premier aspect me prouver que la faculté de contagion de la variole est, en général, plus prononcée dans les petites épidémies que dans les grandes.

LE HAVRE. — M. LECADRE.

La variole reparut au Havre, et ce fut dans les conditions suivantes, qui ne manquent pas d'un certain intérêt, et qui prouvent l'extrême contagiosité de la maladie et les bienfaits de l'isolement.

Notre port dessert une ligne de steamers pour la Méditerranée. Un de ces navires venait de quitter Cadix, en destination du Havre, quand, deux jours après le départ, le lieutenant du bord qui, cependant, n'était point descendu à terre, pendant que son navire était en vue de Cadix, fut atteint d'une variole des plus confluentes. Lorsque le steamer qui le portait arrivait dans nos jetées, notre pauvre lieutenant était dans toute la gravité du mal. Transporté à l'hospice, il y mourut quelques jours après. De ce moment, les cas de variole se succédèrent à l'hospice quand, depuis plusieurs mois, on n'en avait point observé. La maladie s'étendit même au dehors, et, à la fin de juin, on compta déjà huit victimes de la variole. A bord, le malheureux lieutenant avait été soigné par un jeune novice âgé de 16 ans. Ce dernier, dès son arrivée, étant encore en bonne santé, gagna la maison de sa mère, située à Bléville, commune à 6 kilomètres de notre cité. Dans cette petite habitation, outre sa mère veuve, sont deux jeunes filles, ses sœurs, plus jeunes que lui. Trois jours après son arrivée, il est atteint, à son tour, d'une variole confluente, dont les résultats sont favorables. A peine le mieux se dessine-t-il chez lui, que ses deux jeunes sœurs sont atteintes, l'une d'une variole confluente, l'autre d'une variole discrète. Tous ces sujets avaient été vaccinés. Le docteur Babault, qui les traite, profitant de l'isolement complet de la chaumière qui n'a pas d'autres locataires, de concert avec l'administration municipale, empêche toute communication avec le dehors, obtient que la mère qui soigne les trois malades ne sortira, sous aucun prétexte, de chez elle. Les prescriptions sont religieusement observées, et, jusqu'ici, le foyer a été concentré. Aucun autre cas de variole ne s'est montré dans la commune.

Paris. — Typographie Félix Malteste et Cᵉ, rue des Deux-Portes-Saint-Sauveur, 22.

Paris. — Imp. Félix Malteste et Cie, rue des Deux-Portes-Saint-Sauveur, 22.

www.ingramcontent.com/pod-product-compliance
Ingram Content Group UK Ltd.
Pitfield, Milton Keynes, MK11 3LW, UK
UKHW021157230726
13926UKWH00001B/155